MÉMOIRE

SUR LE

STAPHYLOME CONICO-DIAPHANE

DE LA CORNÉE,

ACCOMPAGNÉ DE LA DESCRIPTION

DE DEUX NOUVELLES MÉTHODES OPÉRATOIRES;

PAR CH.-CÉSAR CIFRÉO,

Docteur de la Faculté de Médecine de Turin ;

Ex-interne en médecine et en chirurgie de l'Hôtel-Dieu de Turin, etc.

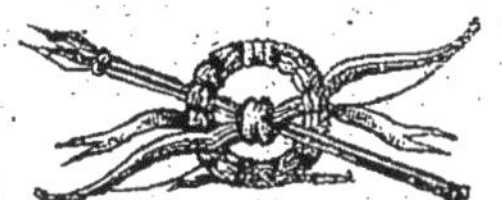

PARIS,

LIBRAIRIE DE JULES MASSON,

RUE DE L'ANCIENNE COMÉDIE, 26.

—

1845.

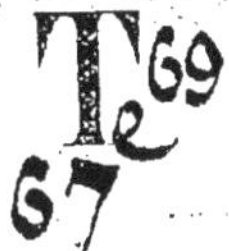

MÉMOIRE

SUR LE

STAPHYLOME CONICO-DIAPHANE

DE LA CORNÉE,

ACCOMPAGNÉ DE LA DESCRIPTION
DE DEUX NOUVELLES MÉTHODES OPÉRATOIRES;

PAR CH. - CÉSAR CIFRÉO,

Docteur de la Faculté de Médecine de Turin,

Ex-interne en médecine et en chirurgie de l'Hôtel-Dieu de Turin, etc.

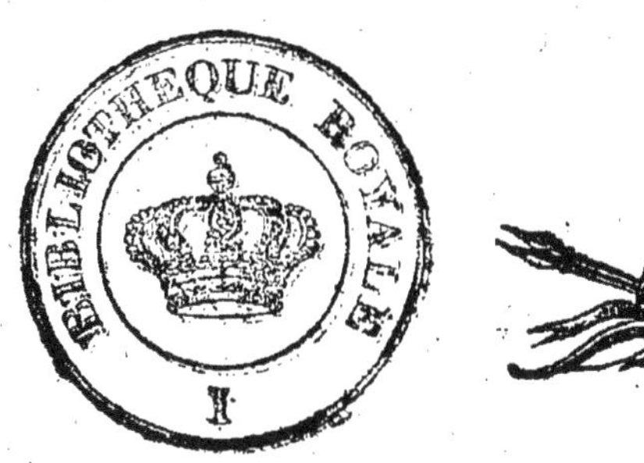

PARIS,

LIBRAIRIE DE JULES MASSON,

RUE DE L'ANCIENNE COMÉDIE, 26.

1843.

PRÉFACE

L'ingénieuse opération dernièrement inventée par M. Facio, de Venise, et que j'ai vu moi-même pratiquer avec quelques modifications par M. Riberi, à l'Hôtel-Dieu de Turin, il y a trois ans, semblait devoir atteindre le but que la science pouvait désirer dans l'état actuel de nos connaissances sur une maladie réputée jusqu'aujourd'hui incurable. Après avoir soumis à un mûr examen les conséquences inévitables qui en suivent l'application, je me suis convaincu de l'insuffisance du moyen que Facio a employé pour la guérison du staphylôme conico-diaphane de la cornée.

Dès-lors j'avais imaginé une nouvelle opération, que je me proposais de mettre en pratique à la première occasion favorable qui se serait présentée. Je n'ai pas voulu exposer à la critique de la science et à la variété des différentes opinions, une nouvelle méthode, sans citer à l'appui aucun fait propre qui vint en constater la validité.

Deux fois j'ai pratiqué l'opération du staphylôme conico-diaphane, et toujours sur le même individu, dont les deux yeux en étaient affectés depuis long-temps. Les succès favorables qui ont suivi, dans les deux cas, le traitement, m'ont engagé à faire connaître les moyens dont je me suis servi. Je désire que l'expérience et un plus grand nombre de faits puissent confirmer la vérité des résultats que j'ai obtenus, et l'utilité de l'opération, en attendant que la science s'occupe d'en discuter la valeur.

MÉMOIRE

SUR

LE STAPHYLOME CONICO-DIAPHANE

DE LA CORNÉE.

———✦———

La cornée est quelquefois le siége d'une dilatation particulière qui en occupe ordinairement la partie centrale. C'est la
tuméfaction de forme conique plus ou moins prononcée, et la
transparence que cette membrane conserve, comme dans son
état naturel, qui caractérisent la maladie appelée staphylôme
conico-diaphane, et que M. Rognetta a nommée avec beaucoup
de précision, conicité diaphane de la cornée.

Malgré la réunion d'un nombre assez considérable de faits
relatifs à cette maladie, dont la science est redevable aux
travaux de plusieurs praticiens recommandables des diverses
contrées de l'Europe, on peut affirmer que, si l'infirmité dont
il s'agit était mieux connue dans ces derniers temps sous le
rapport de ses signes caractéristiques, elle ne l'était pas de
même relativement à sa nature intime et aux indications
qu'elle présente.

Il y a environ une trentaine d'années seulement qu'on dis-
tingue, d'une manière positive, la variété de staphylôme dé-
signée sous le nom de staphylôme transparent ou de dilatation

staphylomateuse par les médecins Français; sous celui de *stafiloma pellucido* par les Italiens, et de *conical cornea* par les
Anglais. Pour se convaincre que la connaissance exacte de cette
lésion spéciale n'est pas très-ancienne, il suffit de consulter le
traité de Scarpa sur les maladies des yeux. Ce praticien célè-
bre, dans une note à l'article staphylôme, exprime avec candeur
son doute et sa perplexité sur la véritable nature d'une maladie qu'il avait rencontrée chez une femme âgée de 35 ans (1).
J'ai rapporté cette note en langue Italienne pour ne pas en
altérer le texte, d'autant plus que l'observation de Scarpa,
caractérisée par le plus grand nombre des phénomènes qui
accompagnent le staphylôme conico-diaphane de la cornée,
doit être regardée comme une description parfaite de cette
affection sous le rapport de la symptomatologie.

Il est juste pourtant d'observer, comme l'a fait M. Rognetta,
que Ware avait déjà constaté l'existence de la conicité cornéale, et il nous en a laissé une description assez parfaite dans
le tome 1er de ses *Chirurgical Observations*, sous le nom de
(*Sugarloaf sphape*).

Les observations se sont multipliées par la suite considéra-

(1) M'è accaduto non ha guari di osservare una singolare malattia della
cornea, la quale se non è riferibile allo stafiloma, non saprei in qual
classe di malattie degli occhi riporla. Ad una donna di 35 anni, avente gli
occhi naturalmente prominenti, si sollevò, senza manifesta cagione, il
centro della cornea d'ambedue gli occhi, e le si fece prominente all'infuori
gradatamente a tanto, che la cornea non formava più un regolare seg-
mento di sfera apposto alla sclerotica, ma precisamente un cono appuntato.
Osservata la cornea da un lato, sembrava un picciolo imbuto transparente,
appoggiato colla sua base alla sclerotica. In certi movimenti di tutto il
globo dell'occhio pareva che la punta di quel cono fosse alcun poco meno
trasparente della sua base, e dove ancora pareva meno trasparente, non lo
era però al segno di mettere notabile ostacolo alla visione. Situati gli occhi
direttamente contro una finestra, il vertice del cono rifletteva con forza
tale la luce, che pareva un punto scintillante. E poichè ciò succedeva ap-
punto di contro alla pupilla già ristretta, la donna non vedeva distintamente
gli oggetti, che in una luce moderata, nella quale la pupilla fosse suffi-
cientemente dilatata; poco vedeva e confusamente a gran luce.

blement. Démours écrivait dans son traité des maladies des yeux à l'article staphylôme, page 316. « Le staphylôme trans- « parent de la cornée est rare ; j'ai cependant, dans les jour- « naux de mon père et dans les miens, des notes relatives à « plus de cent cas de lésion de cette espèce. »

Grand nombre de praticiens très-distingués de diverses nations rapportent aussi une quantité de cas de la même nature ; et, si la chirurgie n'a pas fait sur ce point les progrès qu'elle semblait promettre, on peut affirmer néanmoins que la multiplicité des faits ayant permis, de nos jours, de mieux examiner et d'approfondir la nature de la maladie, on a pu en obtenir aussi de plus vastes connaissances.

Il est presque inutile de dire que le staphylôme conico-diaphane de la cornée ne doit pas être confondu avec l'hydrophtalmie antérieure. D'abord cette dernière affection est toujours précédée, accompagnée et suivie d'une série de symptômes plus ou moins graves, et relatifs à son intensité ; le staphylôme diaphane, au contraire, lorsqu'il existe dans son état de simplicité, ne donne lieu à aucun signe digne d'appréciation, si ce n'est la difformité de la cornée, et l'altération de la faculté visuelle. Ensuite, dans l'hydrocapsulite, la surabondante quantité de l'humeur aqueuse constitue le fait pathologique principal ; par conséquent, la distension de la cornée ne serait que secondaire, produite, c'est-à-dire, par la seule action mécanique du liquide qui tendrait sans cesse à la pousser en dehors. Il est vrai, que l'accumulation de l'humeur aqueuse doit être aussi un effet nécessaire de la dilatation cornéale, si réellement celle-ci augmente toujours l'espace destiné à la contenir ; mais ici le phénomène aurait lieu en raison inverse ; la chambre antérieure, se trouvant augmentée primitivement à cause de la dilatation staphylômateuse, serait disposée à recevoir secondairement une plus grande quantité de liquide. On peut donc admettre comme un fait invariable et constant, que la quantité de l'humeur aqueuse étant relative à la capacité du réservoir destiné à la contenir, toutes les fois qu'il y aura dilatation staphylomateuse de la cornée, il y aura aussi nécessairement une accumulation de liquide.

Ce serait cependant une erreur très-grave de confondre ce pur incident nécessaire avec une maladie d'une nature tout-à-fait diverse. En effet, la seule masse plus ou moins grande d'un liquide contenu dans une cavité naturelle quelconque en rapport avec une membrane destinée à la fonction d'une sécrétion spéciale, ne peut pas constituer essentiellement par elle-même une hydropisie ; car l'évacuation du liquide suffirait, dans tous les cas, pour produire immanquablement la guérison de la maladie : l'expérience nous prouve tous les jours le contraire dans la paracenthèse abdominale. La cause essentielle de toutes les hydropisies, en général, consiste plutôt dans une altération de la sensibilité organique des membranes destinées à la sécrétion (1) ; par conséquent, quelle que soit la quantité de l'humeur aqueuse contenue dans les chambres de l'œil, jamais il n'y aura hydrophthalmie, tant que la sensibilité organique de la membrane de Descemet, destinée à cette sécrétion spéciale, n'aura subi aucune altération, puisque ses fonctions, dans ce cas, seront normales et régulières.

D'ailleurs, la conicité diaphane de la cornée ne pourrait-elle pas être quelquefois la suite d'une hydrophthalmie? La solution de cette question est d'autant plus intéressante, que quelques auteurs admettent l'existence à la fois de ces deux maladies.

Si l'on fait abstraction de l'influence que l'hydrocapsulite peut exercer sur toutes les parties de l'œil, nul doute que l'action compressive des muscles droits, combinée à l'action purement mécanique de l'excessive quantité d'humeur, ne puisse déterminer le développement du staphylôme diaphane,

______

(1) La cause prochaine des maladies diverses, dont les différents tissus et les organes des animaux peuvent être affectés, tient aussi aux altérations variées de la sensibilité organique des parties malades. Je me propose de développer cette théorie dans un Traité particulier.

et en accélérer les progrès ; mais ce cas est entièrement hypothétique. Pourquoi ne tiendrait-on pas compte, en effet, des autres accidents qui accompagnent et qui suivent ordinairement l'hydrophthalmie ?

D'abord, si la cornée ne participe pas à la maladie, elle conservera son élasticité et sa consistance naturelle, et ne cédera que difficilement à la force mécanique qui tend à la dilater. Si la distension est modérée, la dilatation sera peu considérable, et la cornée conservera sa forme sphérique, et sa diaphanéité à peu près normale ; si la distension est excessive, la compression de l'iris, du cercle, des procès, des nerfs ciliaires, donnera lieu à des symptômes très-graves et à des désordres d'une gravité non moins sérieuse, la cornée résistera autant que ses propriétés organiques pourront le permettre, elle cédera ensuite complètement à l'énergie de la force distensive, l'organisation du tissu en sera profondément altérée, et la dilatation pourra en devenir énorme, si la rupture de la tumeur ne vient pas mettre un terme à ses progrès.

En second lieu, si l'hydrocapsulite est d'une certaine gravité, les propriétés organiques du tissu cornéal pourront être altérées par la plus ou moins prompte irradiation de la maladie, dont la capsule séreuse est le siége. Alors, si la lésion se borne au seul ramollissement de la cornée, la dilatation sera d'autant plus facile et plus prompte, que la force capable d'opérer la distension, augmentée incessamment par la surabondante sécrétion de l'humeur aqueuse, se trouvera beaucoup plus énergique. Dans la première période de la maladie, le centre du disque cornéal pourra faire saillie en forme conique, et conserver jusqu'à un certain point sa transparence presque naturelle, ce qui a pu faire confondre cette espèce de dilatation avec le staphylôme conico-diaphane. Mais, à mesure que le mal fait des progrès, l'opacité, toujours relative, dans ce cas, à l'état de la circulation capillaire cornéale et à la teinte que l'humeur aqueuse a acquise, puis une suite d'autres altérations beaucoup plus graves ne tarderont pas à se manifester.

Le mal, dira-t-on, ne pourrait-il pas s'arrêter à la première période de la maladie, et se terminer heureusement par la seule conicité cornéale? Cette supposition est entièrement gratuite, chimérique. Croira-t-on jamais qu'une hydropisie puisse s'arrêter tout-à-coup dans sa marche, et que la dilatation puisse demeurer stationnaire après que la cornée a été ramollie? Mais la masse excessive du liquide n'aura-t-elle plus aucune action sur ce dernier organe, en admettant même que son organisation se soit miraculeusement rétablie tout-à-coup? Faudra-t-il supposer encore que la cornée, après avoir été ramollie et dilatée, puisse acquérir presque instantanément, et tout en conservant sa diaphanéité, une consistance supérieure à sa consistance naturelle, et capable d'opposer une barrière insurmontable à l'impulsion du liquide accumulé dans les chambres de l'œil? En vérité, je crois que la pratique n'a jamais offert rien de pareil; j'ai eu beau consulter les traités des meilleurs auteurs à ce sujet, je n'ai trouvé aucune observation, aucun fait relatif à l'existence d'un semblable phénomène. Concluons donc, 1° que les signes, la marche et les suites des deux maladies en question sont d'une nature tout-à-fait diverse; 2° que quelques auteurs se sont fait illusion, en admettant que le staphylôme conico-diaphane, tel que nous le considérons, puisse être quelquefois la suite d'une hydropisie, maladie toujours grave, altérant toujours plus ou moins profondément, plutôt l'organisation de l'œil, que la faculté visuelle; 3° qu'enfin si par une cause accidentelle quelconque cette dernière affection vient compliquer le staphylôme, celui-ci doit dégénérer très-promptement.

Le staphylôme conico-diaphane de la cornée, considéré sous le rapport de son origine, peut être divisé en congénital et en consécutif. J'appelle staphylôme congénital celui qui tient à une particulière disposition organique congénitale de la cornée. C'est un fait de pratique assez généralement reconnu, que l'infirmité qui nous occupe se déclare ordinairement vers l'âge de jeunesse. Tout en partageant le sentiment des auteurs sur ce point, je suis porté à croire que le germe de la maladie doit exister longtemps avant sa manifestation. Je n'entend pas dire par là que la difformité soit alors parvenue à un tel degré de développement, qu'elle puisse être reconnue par l'observateur; j'affirme seulement que, dès une certaine époque de la vie intra-utérine, la cornée se trouve quelquefois dans une disposition morbifique spéciale, inhérente à l'organisation intime anormale du tissu, capable, sous l'influence des causes que nous désignerons bientôt, de parvenir à ce point de développement qui constitue la maladie appelée staphylôme conico-diaphane. Cette assertion ne doit pas être regardée comme une simple hypothèse.

Il suffit d'abord de considérer la nature des causes qui concourent à déterminer les progrès de la maladie pour se convaincre que sa marche doit être ordinairement lente et graduelle. En général, l'énergie de ces causes est si peu marquée qu'il doit s'écouler un certain laps de temps pour que la dilatation, et conséquemment la saillie de la cornée soit en état d'être appréciée par l'observateur. Voilà pourquoi il est excessivement rare de rencontrer cette maladie en bas âge, lorsque, au contraire, on l'observe plus fréquemment à l'âge de puberté. Toutefois, la lésion de la faculté visuelle de date incertaine, qui précède constamment l'apparition du staphylôme, est une preuve incontestable de l'anormale disposition organique congénitale de la cornée. Il faut noter, cependant, que l'intensité de la myopie sera toujours relative à l'intensité de la difformité qui l'occasionne. Du reste, l'entier développement de la maladie peut avoir lieu dès l'enfance, et même au moment de la naissance. Wardrop affirme l'avoir rencontré chez un enfant âgé de huit ans; Middlemore expose un cas de conicité diaphane congénitale. Enfin, les personnes qui en sont affectées, interrogées sur les antécédents de l'infirmité, avouent que les symptômes de myopie progressive sont antérieurs à leurs souvenirs.

On se tromperait si l'on croyait que la seule mollesse, la

flexibilité, la vascularité naturelle de la cornée chez les enfants puisse expliquer la formation du staphylôme diaphane.
Dans ce cas, cette espèce de maladie serait excessivement fréquente, lorsque, au contraire, il est très-rare de la rencontrer. D'ailleurs, tous les tissus, qui composent les organes des
animaux, jouissent d'une extensibilité et d'une élasticité relative à leur destination particulière; faudra-t-il supposer que
la cornée seule en soit privée? Convenons donc que si d'un
côté la cornée des enfants est plus spongieuse, plus flexible,
elle doit jouir aussi d'un degré d'élasticité proportionnel, et
capable de maintenir un juste équilibre. D'autre part, la spon-
giosité même de cette membrane, beaucoup plus prononcée
chez les enfants que chez les adultes, permet qu'une quantité
proportionnellement plus grande d'humeur aqueuse puisse
filtrer insensiblement à travers ses pores; et la nature semble,
par ce moyen, soustraire une partie essentielle de l'organe
de la vision à l'action distensive du liquide, qui parviendrait,
sans cela, à la dilater. D'après tout ce que nous venons de
dire, on peut conclure que les seules conditions naturelles
de la cornée des enfants ne sont pas suffisantes pour expliquer la production du staphylôme conico-diaphane. Il faut
donc que la membrane, qui est le siége de la maladie, se
trouve nécessairement dans certaines conditions morbifiques
particulières qui puissent en favoriser le développement sous
l'action naturelle des causes inhérentes à l'organe de la vision
lui-même. En effet, l'action compressive des muscles droits de
l'œil, l'impulsion qu'elle communique aux humeurs, plus la
gravité et l'action mécanique de ceux-ci, sont des moyens
très-propres à déterminer la dilatation de la cornée, lorsque
cette membrane est dans une disposition capable de la favoriser, ce que nous regardons comme le germe de la maladie.
Au reste, la dilatation centrale du disque cornéal sera déter-
minée d'autant plus facilement, que le centre, se trouvant le
plus éloigné des points d'appuis qui partent de toute la circonférence adhérente au contour de la sclérotique, doit oppo-

ser une résistance plus faible contre la force des causes que nous avons désignées ; et d'autant plus facilement aussi que la conjonctive, qui tapisse la face extérieure de la cornée s'amincit petit-à-petit à mesure que de la périphérie s'avance vers le centre.

A toutes les considérations ci-dessus, on peut ajouter un autre fait très-important. et qui doit être regardé comme une preuve démonstrative de la proposition que nous avons avancée. La pratique a prouvé que la maladie en question peut attaquer quelquefois plusieurs membres d'une même famille. Lawrence, dans la *Lancette anglaise*, expose le cas d'une jeune personne de dix-huit ans, dont les deux yeux étaient affectés, depuis deux ans, de conicité cornéale, et dont les frères et sœurs, au nombre de trois, étaient atteints de la même affection. Demours, dans ses observations, expose deux cas à peu près de la même nature.

Ces faits n'admettent aucune contestation sur l'existence d'une disposition morbifique spéciale, antérieure à la manifestation de la maladie, et indépendante des causes occasionnelles qui pourraient la produire. Il serait absurde, à la vérité, de supposer qu'une affection accidentelle puisse envahir le même organe chez plusieurs individus de la même famille ; que cette affection se termine chez tous de la même manière, qu'elle produise dans tous les cas les mêmes altérations. C'est ainsi que le raisonnement et l'expérience viennent corroborer et sanctionner la réalité de notre assertion.

Nous avons admis une autre espèce de staphylôme, que nous avons appelé consécutif, parce qu'il est toujours la suite d'une inflammation lente de la cornée, capable d'altérer les propriétés organiques de cette membrane, au point de la rendre susceptible de dilatation. Quoique cette variété soit beaucoup moins fréquente que la précédente, elle n'est pourtant pas sans exemple. Demours écrit dans l'ouvrage precité : « J'ai vu la dilatation transparente de la cornée précédée, accompagnée et suivie de phlegmasie. D'ailleurs, si nous voyons tous les jours certaines inflammations occultes ou à caractères très-peu marqués, sans manifestation d'aucun signe précurseur ou concomitant envahir divers organes et plusieurs tissus doués d'une vitalité beaucoup plus manifestes, et riches d'une plus grande quantité de vaisseaux; si nous voyons certaines affections d'autant plus terribles qu'elles ne donnent aucun signe de leur existence, produire des maladies secondaires très-graves, altérer l'organisation même des tissus; ne sera-t-il pas raisonnable d'admettre qu'une inflammation lente puisse, dans certaines circonstances, attaquer la structure de la cornée, sans porter atteinte à sa transparence naturelle? Pourra-t-on comparer le travail d'une lente inflammation, et l'action successive et uniforme des causes capables de favoriser la dilatation, avec une distension forcée, produite par l'action brusque et inégale d'une cause mécanique capable de troubler plus ou moins la transparence naturelle de la cornée? Cette comparaison serait tout-à-fait dénuée de fondement.

Tous les tissus peuvent être ramollis à la suite d'une inflammation, mais, à part cette diminution dans leur consistance normale, ils peuvent conserver leur manière d'être particulière; pourquoi une phlegmasie lente ne pourrait-elle pas être aussi bien la cause d'un ramollissement du tissu cornéal, sans porter atteinte à sa diaphanéité? Dans les staphylômes opaques invétérés, faisant saillie en dehors des paupières, on voit quelquefois paraître à travers la cornée l'iris contenu dans la tumeur, et si la chose n'est pas partout également évidente, c'est que la conjonctive et ses vaisseaux devenus variqueux étendent sur la surface extérieure de la cornée une couche de substance qui n'est pas partout également dense et opaque (*Scarpa*). D'après les observations de ce praticien, on voit que la cornée peut conserver quelquefois sa transparence, nonobstant les affections graves dont elle a été le siège, et la dilatation énorme qui s'en est suivie, car il ne faudrait pas croire que dans l'espèce de staphylôme qu'on appelle opaque, l'opacité soit toujours due à la perte de la tansparence cornéale; elle tient quelquefois à la densité, à l'épaisseur anormale de la conjonctive qui tapisse la cornée; souvent elle est causée par l'adhérence intime de l'iris à la face intérieure du disque cornéal, et voilà pourquoi le staphylôme présente souvent la couleur de la cloison iriène. Ce phénomène se rapporte tout simplement à la diaphanéité cornéale, qui permet de voir l'iris collé à la surface intérieure de la tumeur. On s'est donc étonné à tort que la cornée puisse subir un degré, même léger, de dilatation, tout en conservant sa transparence.

Quoiqu'il en soit, si le ramollissement produit par l'inflammation n'est pas total et uniforme, la tumeur staphylomateuse pourra être bornée à un point quelconque de la circonférence cornéale. Je veux dire que la dilatation se manifestera toujours de préférence à la partie plus relachée, plus faible, et conséquemment plus susceptible d'être dilatée; c'est ainsi que la conicité peut correspondre, dans quelques circonstances, à l'hémisphère inférieur, comme il a été constaté par Middlemore. Au reste, quelle que soit la position de la tumeur, l'axe du cône peut être plus ou moins incliné dans un sens ou dans un autre; ce qui doit modifier indéfiniment la réfrangibilité des rayons lumineux et le foyer de l'axe visuel.

Les symptômes, qui accompagnent le staphylôme diaphane consécutif, ne présentent presqu'aucune variation digne d'importance. A peine si l'inflammation qui le précède donne lieu à quelques signes qui puissent en faire soupçonner la présence. Chez quelques sujets, la tumeur staphylomateuse est précédée seulement d'une légère chaleur, d'une sensation pénible, presque inappréciables. Cependant, la marche de cette espèce de conicité cornéale est moins lente et les progrès en sont ordinairement plus rapides, que pour l'espèce précédente.

La myopie est le seul signe qui précède constamment la manifestation du staphylôme conico-diaphane, soit congénital, soit consécutif; si toutefois une affection accidentelle quelconque ne vient pas en compliquer les symptômes et en subvertir la nature. La vue affecte petit-à-petit le caractère de la myopie; mais la saillie de la cornée n'est pas appréciable avant que la dilatation soit parvenue à un certain point de développement. Cette dilatation est toujours lente et graduelle, et la vue devient de plus en plus myope à mesure que la difformité augmente. La cornée prend ordinairement une figure conico-sphéroïdale; quelquefois elle ressemble à un petit entonnoir transparent (*Scarpa*), ou à un cône creux, brillant et diaphane, analogue à un cristal de la même figure (*Rognetta*). D'autres fois, cette membrane conserve ses rapports et sa figure à peu près naturelle dans la plus grande étendue de sa circonférence (1); une petite tumeur s'élève antérieurement et semble en former le centre vis-à-vis la prunelle. Cette tumeur peut être comparée au segment d'un petit cône creux, ou au segment d'une petite sphère, qui formerait une légère élévation sur le centre d'une plus grande, se continuant insensiblement avec ses parois, et offrant intérieurement une sorte de petite fossette analogue, qui allonge le diamètre antéro-postérieur de l'œil ou cornéo-rétinien. Si l'on regarde la cornée de profil, il semble qu'une goutte de rosée très-limpide et brillante soit suspendue à son centre (2). Dans tous les cas, le sommet de la tumeur staphylomateuse est plus ou moins arrondi, et si l'on fait exécuter certains mouvements au globe de l'œil, il réflète les rayons lumineux en étincelant.

La réflexion des images des corps n'est pas moins vive, et puisque les objets réflexibles produisent l'effet d'autant de corps opaques qui viendraient se peindre successivement sur le sommet du cône, comme sur une glace, l'observateur ne pouvant pas en saisir la forme, quand l'œil est en mouvement,

---

(1) La circonférence de la cornée offrant un *milieu* moins bombé, moins convexe que le centre, la réfraction des rayons lumineux qui la traversent sera moins intense que celle des lignes lumineuses qui en traversent la partie centrale. Par conséquent, les personnes affectées de staphylôme transparent peuvent souvent distinguer les objets qui sont situés latéralement, lorsque la vision des objets situés en face est tout-à-fait impossible.

(2) Telles étaient les conditions des deux cas dont j'ai rapporté l'histoire.

pourra être induit facilement en erreur, et croire que la pointe de la tumeur est moins transparente ; lorsque le phénomène est causé par la seule réflexion rapide de l'image des corps qui viennent se peindre successivement sur la partie centrale de la cornée. Du reste cette membrane offre partout à peu près la même épaisseur. Les autres parties de l'œil, quand la maladie existe dans son état de simplicité, ne présentent rien de particulier ; l'iris est sain, la pupille jouit de sa mobilité, mais elle est constamment plus resserrée que dans l'état ordinaire. Le diamètre antéro-postérieur peut se trouver augmenté de quelques lignes, mais la capacité de la chambre antérieure ne l'est pas considérablement, et l'humeur aqueuse s'y trouve accumulée en proportion. La cornée elle-même n'est viciée, strictement parlant, que dans sa forme et sa consistance naturelle, et si la lésion de la faculté visuelle, que la difformité occasionne, n'était pas portée souvent à un tel point que le malade ne peut plus distinguer les objets d'un volume quelconque, on pourrait considérer le staphylôme diaphane, comme une difformité de bien peu de relief.

On a remarqué que la conicité cornéale était plus fréquente chez la femme. Je crois que le fait est purement casuel, à moins que le système lymphatique, en général plus développé chez la femme que chez l'homme, ne soit la cause de cette fréquence.

Quoi qu'il en soit, la cornée, comme tous les tissus qui composent les divers organes des animaux, acquiert avec le temps une solidité, une consistance plus forte, et se trouve peu à peu en état de résister aux progrès de la dilatation. Quand il n'existe aucune complication, la tumeur se borne ordinairement à un très-petit volume : dans tous les cas, il est rare qu'elle parvienne à dépasser l'enceinte palpébrale. Alors le sommet du cône étant continuellement exposé à l'action de l'air et des corps étrangers suspendus dans l'atmosphère, et n'étant plus lubrifié par l'action douce des humeurs qui en irroraient continuellement la surface, se dessèche, perd sa

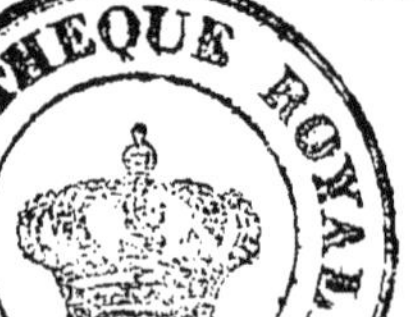

transparence, et finit par s'ulcérer plus ou moins amplement. Une suite de cette terminaison malheureuse est la perte irréparable de l'organe. Du reste, une fois que la cornée commence à perdre sa transparence, la tumeur ne doit plus être regardée comme une maladie particulière, mais elle doit être classée parmi les staphylômes opaques coniques. Toute méthode, en vérité, qu'on pourrait appliquer pour la cure de la conicité diaphane, ou ne conviendrait pas, ou serait absolument inutile pour le cas que nous venons d'exposer.

La thérapeutique n'avait pas encore trouvé jusqu'aujourd'hui un moyen efficace pour la guérison du staphylôme. Plusieurs praticiens, selon l'exemple de Ware, ont proposé et employé l'évacuation souvent répétée de l'humeur aqueuse en incisant la cornée, comme pour l'extraction du cristallin; ils recommandent ensuite de faire usage de la compression et d'une infusion de tabac, dans le but de produire une rétraction du tissu cornéal. Il suffit de porter son attention sur la promptitude avec laquelle l'humeur aqueuse se reproduit, pour se convaincre que les succès dus à ce procédé ne pourront jamais être constants. D'ailleurs, en incisant la cornée, on s'expose à produire des maladies beaucoup plus graves; l'iris peut être blessé dans l'opération, l'humeur vitrée peut s'échapper en entier et entraîner la perte complète de l'œil.

Quelques occulistes, pour corriger la myopie extrême qui accompagne le staphylôme, ont proposé d'abaisser le cristallin; on dit qu'Adams a pratiqué deux fois cette opération avec succès. Mais ce moyen curatif, qui pourrait être la cause d'une cataracte consécutive, n'attaque pas directement la maladie; d'autre part, le degré de vue que le malade peut acquérir est toujours trop léger pour qu'on le soumette à une opération grave et délicate. Enfin, les collyres astringents, toniques, albumineux; les vésicatoires volants aux environs de l'orbite, les sétons à la nuque, et une infinité d'autres moyens ont été recommandés ou employés, mais toujours sans résultat. Leur action très-faible et la nécessité d'en réitérer l'application, les rendent peu propres à la guérison de la maladie. Les collyres, d'ailleurs, les vésicatoires, et toute la suite des remèdes pharmaceutiques et médicaux, quelle que soit leur manière d'agir, ne pourront jamais détruire la difformité.

Dans le courant de l'année 1838, M. Riberi, professeur de clinique chirurgicale à l'académie de Turin, mettait en pratique une nouvelle méthode, qu'il abandonnait quelque temps après pour adopter l'opération inventée plus tard par le docteur Facio, de Venise. Ce praticien, dans le but de déterminer un aplatissement de la conicité cornéale, imaginait très-ingénieusement l'opération suivante, que je reproduis avec les modifications faites par M. Riberi. Le malade étant debout ou assis comme pour l'opération de la cataracte, l'opérateur, la main armée d'une lancette ou du couteau de Wensel, pratique deux incisions sur l'hémisphère inférieur de la cornée, de manière qu'elles soient convergentes vers le centre, et divergentes vers la circonférence de cette membrane, ce qui représente à peu près la figure d'un V, ou mieux d'un triangle à base inférieure. Les deux incisions doivent comprendre toute l'épaisseur de la cornée, et être dirigées de manière que les feuillets qui composent cette membrane soient tous incisés sur la même ligne. Cela fait, l'opérateur saisit avec une petite érigne le sommet du lambeau triangulaire, résultant des deux incisions, le tire à soi doucement, et avec une paire de petits ciseaux courbes sur le plat, l'excise complètement d'un seul coup à sa base. Il en résulte une petite ouverture triangulaire, dont le sommet, tourné vers le centre cornéal, se trouve presque au niveau du rebord pupillaire de l'iris dans son état de contraction ordinaire. Les deux côtés de la brèche ayant chacun la longueur d'un peu plus d'une ligne, regardent l'hémisphère latéral correspondant ; et la base tournée vers l'ouverture circulaire antérieure de la sclérotique, ayant la dimension de deux tiers de ligne environ, se trouve éloignée d'une demie ligne à peu près de la circonférence scléroticale.

Le pansement diffère très-peu de celui qu'on emploie ordinairement après l'opération de la cataracte par extraction. On interdit au malade les mouvements de la tête, et principalement ceux des paupières et de l'œil, ce qui n'empêche pas, cependant, que l'humeur aqueuse ne continue à couler par l'ouverture. Un simple bandeau de toile fixé en arrière peut suffire pour recouvrir l'œil. Au reste, on a soin de tenir le malade dans une obscurité presque complète et dans un régime approprié. Si la réaction est légère, on s'en tient là, et l'on attend la formation de la cicatrice pour recommencer et pour pratiquer une seconde, puis une troisième excision sur les autres points de la circonférence cornéale. Si l'opération était suivie d'une réaction intense accompagnée de mouvements fébriles et d'autres symptômes d'une certaine gravité, on devrait se comporter en conséquence.

Plusieurs phénomènes dignes de considération se présentent successivement à la suite de l'opération inventée par Facio.

1° Ecoulement de l'humeur aqueuse, procidence de l'iris ; 2° rapprochement des bords, formation de la cicatrice ; 3° sinéchie antérieure, déviation de la pupille. Si nous analysons tous ces faits en particulier, nous verrons, d'abord, que l'écoulement d'une quantité plus ou moins abondante d'humeur aqueuse est un effet immédiat de toutes les blessures pénétrantes de la cornée. Cette quantité est relative non-seulement au volume de l'instrument et à la dimension de la plaie, mais à la région, aussi, que cette dernière occupe. Ainsi, les blessures de l'hémisphère inférieur sont celles qui favorisent de préférence l'évacuation complète de l'humeur aqueuse, et on en conçoit facilement la raison. Quand il y a simple solution de continuité seulement, la plaie peut avoir une dimension longitudinale, même assez considérable, sans qu'il s'en suive aucun effet dangereux, comme il arrive ordinairement après l'opération heureuse de la cataracte par extraction. Dans ce cas, les bords de la plaie étant en contact mutuel, la cicatrice se forme très-promptement, et l'humeur aqueuse se reproduit avec une égale promptitude. Mais si la blessure a occasioné une perte de substance, et s'il en est résulté une ouverture béante, d'une certaine dimension, alors le liquide continue à couler successivement et sans interruption, à mesure qu'il est sécrété, jusqu'à ce que l'ouverture soit entièrement fermée par la cicatrice. De sorte que, l'espace contenu entre l'iris et la cornée se trouvant toujours vide, cette dernière membrane s'affaisse postérieurement, la tumeur s'aplatit, et la difformité pourra être corrigée jusqu'à un certain point; mais cet événement n'est rien moins que passager. Une fois que la cicatrice est formée, l'humeur aqueuse ne tarde pas à se reproduire, et l'œil se trouve absolument dans les mêmes conditions; par conséquent, sous ce point de vue, le remède ne serait que palliatif, ou, si l'on aime mieux, relatif au temps que la plaie doit employer pour se cicatriser. Un autre fait beaucoup plus intéressant est la procidence de l'iris successive à l'évacuation de l'humeur aqueuse. Une fois que le diaphragme irien n'est plus soutenu antérieurement, et équilibré par la présence du liquide contenu dans la chambre antérieure, il cède plus ou moins promptement à la force contractile des muscles droits, et à l'impulsion des humeurs situées postérieurement; s'avance vers la surface intérieure de la cornée, et s'insinue dans la brèche pratiquée par l'opérateur, si toutefois celle-ci n'est pas assez ample pour que l'iris s'y précipite instantanément après l'écoulement du liquide. En second lieu, l'expérience nous apprend tous les jours que, dans les blessures avec perte de substance, la cicatrice est formée en partie par la lymphe plastique qui est versée sur les divers points de l'aire de la plaie. Si celle-ci a un fond, quelle que soit sa figure, les bords seront attirés mutuellement vers la partie centrale; mais la force rétractile du tissu inodulaire, étant la même partout, les points moins éloignés seront rapprochés plus rapidement. Cependant la cicatrisation médiate doit présenter des variations très-importantes, dépendantes des propriétés organiques, et de la disposition anatomique particulière des tissus. Les plaies qui attaquent toute l'épaisseur de la cornée nous en fournissent une preuve frappante. Lorsqu'une blessure avec perte de substance intéresse les parois de cette membrane, si la brèche qui en résulte n'est pas assez ample pour que l'œil puisse se vider en entier, la plaie cicatrisera plus ou moins promptement, si toutefois elle ne dégénère pas en fistule. En admettant que la cicatrice ait toujours lieu, certaines conditions spéciales doivent néanmoins en modifier le travail, le faire dévier du type normal, et le rendre tout-à-fait particulier. Ces conditions tiennent particulièrement à la disposition anatomique de la cornée. Remarquons, d'abord, que cette membrane a la forme d'un segment de sphère creux, appliqué par sa base à la sclérotique; et que toute sa surface intérieure est en rapport avec une cavité pleine de liquide. Nous ne discuterons pas ici, si, dans tous les cas et pour tous les tissus, la production de la fibrine des cicatrices médiates nécessite le concours de l'inflammation supurative, comme le prétend Delpech; nous ferons observer seulement que, dans toutes les pertes de substance du tissu cornéal, puisque la plaie n'a pas de fond, la fibrine sera versée exclusivement sur tous les points du contour. Par la même raison, non-seulement les bords ne pourront pas être attirés mutuellement vers la partie centrale, mais, en outre, l'effort et l'action rétractile du tissu fibreux sera nulle sur tous les points qui ne sont pas en contact. Par conséquent, dans la brèche triangulaire pratiquée par l'opération dont il s'agit, la cicatrisation commencera exclusivement sur les trois angles, et l'effort du tissu inodulaire étant le même sur ces trois points, les seuls qui soient en contact, il arrivera que les deux côtés du triangle, qui se correspondent, seront rapprochés d'autant plus promptement, qu'ils se trouvent moins éloignés, et d'autant plus facilement qu'ils sont sous l'influence directe de la triple action exercée par la force rétractile de l'inodule sur les trois angles de la plaie. De sorte que le contour de l'ouverture se resserrera peu à peu, l'espace parviendra à se rétrécir et à s'effacer

en entier, mais de manière à former une cicatrice longitudinale dans le sens de la hauteur du triangle. Et puisque la
force rétractile du tissu fibreux peut être représentée par autant de lignes droites, qui couperaient transversalement la
longueur de la cicatrice; ainsi, d'après la direction et la forme
de la brèche, que l'opérateur pratique sur la cornée, cette
force agira uniquement sur les deux hémisphères latéraux
qui correspondent à la hauteur du triangle; et le centre de la
cornée, auquel correspond le sommet de l'ouverture triangulaire, sera tout-à-fait hors de l'influence que la traction du
tissu inodulaire pourrait exercer. Il suit de là que les seuls
points de la périphérie correspondants aux deux côtés du
triangle, pourront souffrir quelque légère modification.

Or, quelle qu'elle soit, cette modification devra plutôt augmenter que corriger la difformité. Si nous voulons faire abstraction, en effet, de l'espace que le tissu fibreux occupe dans
la cicatrice, et que nous tenions compte seulement de la force
qu'il exerce sur les lèvres de la plaie, nous verrons que les deux
côtés de la brèche triangulaire, étant tirés et rapprochés de préférence par l'effort de l'inodule, viendront se confondre réci-
proquement sur la partie centrale, et dans le sens de la hauteur du triangle. Et si l'on répète plusieurs fois la même opération sur les divers hémisphères de la cornée à la même
distance et dans la même disposition, l'effort réuni de toutes
les cicatrices produira l'effet d'autant de petites brides, qui
étrangleraient circulairement le cône cornéal sur tous les
points du contour qui correspondent latéralement à la longueur des cicatrices elles-mêmes. On pourrait opposer que
l'iris engagé dans la brèche forme, en quelque manière, le
fond de la plaie. Ce fait n'admet aucune contradiction; mais
l'iris n'offre pas un point d'appui assez solide au tissu fibreux,
pour que la force rétractile de celui-ci puisse agir énergique-
ment sur tous les points des lèvres de la brèche.

Or, comment combiner les résultats d'une opération qui
tendrait à augmenter la difformité, avec les avantages qu'on

en retire, comme M. Facio l'assure et comme je m'en suis convaincu moi-même, chez le malade opéré par M. Riberi? En analysant les autres traits qui dépendent de l'opération, nous pourrons en donner une raison suffisante.

Il est un fait d'une très-grande importance, et que l'inventeur n'a pas envisagé sous le point de vue où nous allons le présenter :

Lorsque l'iris s'est engagé dans la brèche pratiquée par l'opérateur, irrité par l'action de l'air, et participant à l'inflammation adhésive de la plaie, il prend adhérence intime à la surface intérieure de la cicatrice à mesure que celle-ci se forme ; de là une sinéchie antérieure, et la déviation de la prunelle. Il importe de noter que l'opérateur pratique toujours la première excision sur la partie centrale de l'hémisphère inférieur. Par conséquent, la pupille est déplacée et tiraillée vers la partie inférieure; elle ne correspond plus au centre du cône formé par la tumeur, mais à un point beaucoup plus rapproché de la circonférence cornéale. Nous avons dit que le centre de la cornée, auquel correspond ordinairement l'axe du cône, est la partie qui se trouve affectée presque exclusivement, et que la circonférence est ordinairement dans son état à peu près normal. Il suit de là, 1° que la pupille vient se mettre en rapport avec l'hémisphère le plus apte à la vision (1); 2° que le diamètre cornéo-rétinien, que les rayons lumineux doivent parcourir, se trouve raccourci par le déplacement de la pupille, qui correspond à la partie la moins proéminente du cône cornéal; 3° que la circonférence de la cornée étant beaucoup moins bombée, la réfraction de la lumière sera moins altérée, et le point de convergence des lignes lumineuses, ou le foyer visuel, devra être plus rapproché de la rétine. On peut donc conclure que tout le résul-

(1) Il est évident que l'hémisphère inférieur est plus apte à la vision que le supérieur; la position de l'œil, la forme des paupières, nous en fournissent une preuve tout naturelle.

tat de l'opération est dû presqu'entièrement au déplacement de la prunelle; que l'opération de Facio, fondée sur la force rétractile des cicatrices, ne peut pas remplir les indications que l'ingénieux inventeur s'était proposées; qu'enfin la prudence ne permet pas de produire une maladie, pour en guérir incomplètement une autre d'une importance peut-être moins sérieuse. Au surplus, les résultats de l'opération ne sont pas de nature à permettre de ne pas tenir compte de la procidence iriène. Malheureusement, le sort des personnes traitées par une telle méthode ne s'est pas amélioré d'une manière satisfaisante. Ordinairement la vision des objets d'un petit volume peut s'effectuer, mais à une distance qui indique encore un degré de myopie très-prononcé.

Pour augmenter les chances heureuses de cette opération, on pourrait la modifier avantageusement en pratiquant les deux premières incisions presque transversalement, et de manière que l'une vînt correspondre au centre de la cornée, dans le sens de la longueur, et l'autre à la circonférence scléroticale. Par ce moyen, le sommet et la base du triangle regarderaient l'hémisphère latéral correspondant; la force rétractile du tissu inodulaire tomberait directement sur le centre de la tumeur et pourrait en modifier la forme. Mais, au reste, comment éviter la procidence de l'iris? En pratiquant l'opération sur l'hémisphère supérieur, cet inconvénient serait-il plus rare? La nature mettra-t-elle moins de temps pour réparer une perte de substance, qu'on peut regarder comme considérable relativement à la forme, à la disposition et à la vitalité de l'organe? Dans cet intervalle pourra-t-on éviter l'écoulement de l'humeur aqueuse, la contraction des muscles droits, les mouvements de la tête et une foule d'autres causes capables de déterminer le prolapsus de l'iris? Quand même la paupière supérieure serait appliquée plus étroitement au globe de l'œil, opposerait-t-elle un obstacle assez puissant pour empêcher l'évacuation de la chambre antérieure? Je crois que les chances de cette modification, que je proposerai cependant, faute de mieux, sont encore trop précaires, pour qu'on puisse lui accorder quelque confiance.

Première observation. M. Joseph M., ecclésiastique, âgé de trente ans environ, d'un tempérament bilioso-sanguin, d'une forte constitution, portait depuis quatre ou cinq ans à l'œil gauche un staphylôme transparent de la cornée, lequel s'était augmenté insensiblement, à tel point, que le malade en avait perdu presque complètement la faculté visuelle. Par conséquent, entravé dans le cours de sa carrière ecclésiastique, il pensa devoir recourir aux secours de l'art, et il entra comme pensionnaire à l'Hôtel-Dieu de Turin, dans le courant de l'année 1838. J'étais alors élève interne, et j'eus l'occasion de prendre, pour la première fois, une connaissance exacte de cette espèce d'infirmité. Le malade ne savait pas fixer précisément l'époque de l'apparition de la tumeur, mais il avouait que sa vue, dès l'enfance, affectait le caractère de la myopie. Aucune maladie d'une gravité quelconque ne s'était jamais manifestée aux organes visuels ; mais les yeux se fatiguaient très-facilement, et le malade ne pouvait pas s'appliquer long-temps à la lecture. La myopie avait pris, petit à petit, un caractère plus prononcé, mais la vue ne s'était détériorée considérablement que depuis quatre ans environ.

L'œil gauche présentait une petite tumeur arrondie, s'élevant au centre de la cornée, ce qui donnait à cette membrane une forme allongée. En regardant la cornée de profil, il semblait qu'une goutte de rosée fût suspendue à son centre. Au reste, la transparence de cette membrane était tout-à-fait naturelle ; l'iris jouissait de sa mobilité, mais la pupille était constamment plus resserrée que dans l'état ordinaire, excepté à une lumière très-faible. La réflexion des images et des rayons lumineux était très-vive. L'œil droit paraissait plus proéminent que dans l'état naturel, mais la cornée n'offrait pas une dilatation, une saillie assez manifeste, pour pouvoir la qualifier de staphylôme. Toutefois, la myopie était très-intense, même de cet œil. Les premiers moyens employés par M. Riberi

furent certaines incisions radiées, qu'il pratiquait en incisant
la cornée du centre à la circonférence sans empiéter, cependant, sur la pupille. Ces tentatives, répétées plusieurs fois et
avec une très-grande persévérance, ne donnèrent aucun résultat satisfaisant; et le malade sortait de l'hôpital, après
quelques mois de cure, désespérant de pouvoir guérir d'une
maladie qu'il regardait dès-lors comme incurable.

Décidé, pourtant, à tenter quelques moyens plus énergiques, et dans l'espoir de pouvoir obtenir un degré de vue suffisant pour pouvoir suivre sa carrière ecclésiastique, le malade rentrait à l'Hôtel-Dieu un an après environ. Pendant
son absence, M. Facio inventait et mettait à exécution la
méthode opérative dont j'ai donné plus haut la description, et
que M. Riberi adoptait avec quelques modifications, encouragé par les détails que l'inventeur lui en avait fournis, et
par les succès favorables qu'il affirmait en avoir obtenus.

Ce praticien distingué, dont je m'honore d'avoir suivi les
cours en qualité d'interne, pratiqua la première excision sur
la partie centrale de l'hémisphère inférieur de la cornée.
La réaction fut très-légère, et la cicatrice était formée complètement dès le septième jour; mais une sinéchie antérieure
avait été la suite de l'opération. Le malade pouvait distinguer
les objets d'un volume médiocre à une certaine distance.
Etant couché, il voyait distinctement les raies des rideaux aux
pieds de son lit. Deux autres excisions furent pratiquées, chacune à l'intervalle d'une vingtaine de jours environ, sur les
deux hémisphères latéraux, sans aucune autre amélioration
manifeste et supérieure à celle qu'on avait obtenue après
la première excision; ce qui me fit soupçonner que le résultat
de la première opération pouvait très-bien dépendre du déplacement de la prunelle, occasioné par l'adhérence que l'iris avait contractée vers la partie inférieure de la circonférence cornéale. En somme, lorsque le malade sortait de
l'hôpital, il pouvait lire, mais à une distance qui annonçait un
degré de myopie encore très-prononcé.

Deuxième observation. Antoine Siccart, cultivateur, âgé de vingt-huit ans, natif de Nice, d'un tempérament lymphatico-sanguin, d'une assez forte constitution, jouissant habituellement d'une bonne santé, vint me consulter dans le courant du mois de juin 1841, pour une maladie des yeux, qui lui avait occasioné la perte presque complète de la faculté visuelle. Il pouvait à peine se conduire, et était accompagné de sa vieille mère. Siccart avait déjà consulté plusieurs médecins et chirurgiens de la ville, lesquels, avec les noms vagues de goutte-se-reine, d'humeur !! avaient soumis le simple crédule à l'usage de remèdes pharmaceutiques inutiles et dangereux (1). Heureusement, les suites de telles erreurs s'étaient bornées à des hy-pérémies, à des irritations passagères, causées par l'action locale des collyres, des fumigations, et des autres remèdes qu'il avait employés.

Je lui fis diverses questions relatives aux antécédents de la maladie, pour pouvoir en éclaircir le diagnostic; mais je ne pus en recueillir que quelques faits bien peu concluants. Ayant questionné la mère au même sujet, et ne pouvant pas en apprendre davantage, je passai à l'exploration. On voyait, de prime-abord, que les deux yeux étaient plus proéminents que dans l'état naturel; mais, ayant soumis le malade à un exa-men plus attentif, je reconnus que les deux organes étaient affectés de dilatation staphylomateuse. L'œil droit présentait une petite tumeur conique, s'élevant insensiblement sur le centre de la cornée, assez ressemblante à un petit cristal transparent et formant une saillie assez manifeste.

La proéminence était un peu moins prononcée à l'œil gau-

(1) Il n'est pas rare de rencontrer, dans les villes de province principale-ment, certains médecins ou plutôt certains empiriques prétentieux et igno-rants, qui commettent tous les jours des erreurs bien plus graves, et débitent avec un flegme, avec un charlatanisme qui vous crispent les nerfs des absur-dités que les pauvres niais prennent facilement pour de la science toute pure. Nice excelle dans ce genre, au déshonneur de la science et au détri-ment de l'humanité.

che. Lorsque les yeux étaient immobiles, on pouvait voir nettement l'iris à travers la cornée. Cette dernière membrane, regardée soit en face, soit de profil, offrait partout une transparence parfaite. Après m'être bien assuré de ce fait, j'ordonnai au malade d'exécuter plusieurs mouvements de tout le globe de l'œil ; à mon grand étonnement, quelques points du centre de la tumeur me parurent opaques, comme Scarpa l'avait déjà constaté. Je fis répéter plusieurs fois le même mécanisme aux deux yeux successivement, et je pus reconnaître que le phénomène était dû à la seule réflexion des images des corps situés devant les yeux du malade, que le sommet de la tumeur reproduisait plus vivement que dans l'état naturel, et avec une telle rapidité que mes yeux pouvaient à grand' peine en saisir la figure (1). Dans ces moments, le centre de la cornée produisait presque l'effet d'un diamant.

- En regardant successivement les deux yeux de profil, cette membrane offrait précisément une figure conico-sphéroïdale bien manifeste. Une forte goutte de rosée limpide et brillante semblait être suspendue à son centre. Les paupières étant fermées, je pouvais m'assurer de la saillie formée par la tumeur, en palpant légèrement sur la partie centrale de la paupière correspondante; l'élévation centrale de la cornée était même assez visible à mes yeux. Lorsque les yeux du malade restaient fermés quelque temps, la pupille se dilatait parfaitement; mais, si, après avoir irrité le globe de l'œil par de légères frictions, je relevais brusquement la paupière supérieure, le malade éprouvait une sensation très-pénible, suivie de larmoyement. En exposant ses yeux à une lumière intense, les contractions de l'iris étaient si vives, et la prunelle se resserrait tellement, qu'il tombait dans une cécité tout-à-fait complète. La vision ne pouvait s'effectuer que très-confusément, même à une lumière très-faible, ou la pupille était suffisamment dilatée. Siccart désignait naïvement le caractère de la maladie

(1) Le fait dont Scarpa a fait la remarque à ce sujet, était dû probablement à l'existence de même phénomène.

en disant que sa vue avait toujours été naturellement faible.

Après en avoir bien constaté la nature, je réitérai, et je variai mes questions sur les antécédents de la maladie. Le malade s'étonnait d'avoir perdu presque entièrement la faculté visuelle sans avoir souffert, disait-il, aucune maladie d'yeux préalable. Sa vue ne s'était jamais beaucoup exercée sur les objets rapprochés, petits ou brillants; mais si quelquefois il lisait pour se délasser de ses fatigues champêtres, ses yeux se fatiguaient très-promptement. Pour pouvoir lire, il était obligé de tenir le livre bien rapproché, s'il l'éloignait de quelques pouces seulement, la vision devenait trouble et confuse. Les symptômes de myopie étaient antérieurs au souvenir du malade, puisque la mère avoua que, dès l'enfance, Siccart ne pouvait pas distinguer nettement les objets même d'un assez fort volume à une distance ordinaire. Cependant, les progrès de la maladie furent lents et graduels. Il est vrai que la myopie avait pris peu à peu un caractère plus prononcé, mais la vue ne se détériora sensiblement que vers l'âge de vingt ans environ. A cette époque, la vision ne pouvant s'effectuer qu'à une distance très-petite, les parents se déterminèrent à consulter un médecin de campagne, qui leur conseilla prudemment de ne rien faire. Cinq ans s'écoulèrent encore sans que l'infirmité devint assez intense pour pouvoir arracher le malade à ses occupations journalières.

La myopie n'avait pas cessé, néanmoins, d'être progressive; et depuis trois ans, la faculté visuelle s'était altérée considérablement. La perception des objets était si confuse, qu'on pouvait la comparer à une cécité complète (1). La rétine et l'iris jouissaient cependant d'une sensibilité, je ne dirai pas plus exquise, mais au moins naturelle. Le malade, en effet, ne pouvait pas supporter une vive lumière, sans éprouver une impression douloureuse qui l'obligeait à fermer ses paupières,

____

(1) Cette confusion dans la perception des objets était due à la réfraction très-intense des rayons lumineux, et à leur convergence avant de parvenir au centre de la rétine.

et à se couvrir les yeux de ses mains. Cette sensation était toujours suivie d'un écoulement de larmes plus ou moins abondant. Le malade, désirant vivement d'être débarrassé de son infirmité, se soumit volontiers à l'opération que je lui avais proposée comme le seul moyen à tenter, et que je pratiquai, le 22 juin au matin, de la manière suivante :

Méthode opératoire. Ayant fait placer le malade et les aides comme pour l'opération de la cataracte, je me servis d'une aiguille commune assez fine, à laquelle j'avais fait donner préalablement une légère courbure à la distance d'une ligne et demie de sa pointe (1). Cette aiguille étant garnie d'un fil de soie assez résistant et légèrement ciré, que je roulai étroitement sur la tige pour avoir une prise assez solide, et pour empêcher le talon de tourner entre les doigts au moment que la pointe traverserait le tissu cornéal ; je la saisis de manière que le pouce correspondait à sa concavité, l'indicateur et le médius à sa convexité. Je me servis des deux premiers doigts pour en embrasser fortement le talon ; le médius, un peu plus avancé vers la pointe, me servait aussi à fixer l'aiguille, et à presser en même temps légèrement sur son dos. Ayant porté la pointe de l'instrument sur la partie externe de l'hémisphère supérieur de la cornée de l'œil droit, à une demie ligne de distance du contour de la sclérotique, je l'enfonçai perpendiculairement à travers la cornée, et m'en servant comme d'un levier de troisième genre, par un mouvement de demi-cercle, que je fis exécuter à ma main gauche, je la fis marcher doucement et d'une manière uniforme dans la chambre antérieure, ayant soin de la diriger un peu obliquement de haut en bas, et de

(1) L'aiguille éprouvait une résistance assez forte en traversant les feuillets de la cornée. Pour éviter cet inconvénient, j'ai fait faire par M. Sirenri des aiguilles dont la tige cylindrique, un peu plus longue, présente l'épaisseur d'une aiguille ordinaire. Ces aiguilles légèrement recourbées et aplaties vers la pointe sont tranchantes des deux côtés dans toute l'extension de la courbure qui est de trois lignes environ. Cette partie de l'aiguille n'est pas plus large que la partie postérieure de la tige qui est arrondie, parfaitement droite et percée d'un chas dans le sens de la courbure.

dehors en dedans. Après le trajet d'une ligne et demie environ, je pressai un peu plus fortement sur le dos, et au point de traverser une seconde fois la cornée de la partie intérieure à la partie extérieure, et de manière que l'aiguille empiétât tant soit peu sur le centre de la tumeur staphylomateuse.

Dès que l'aiguille eut traversé, et qu'elle fut assez avancée pour pouvoir être saisie, j'en lâchai le talon, et après avoir déroulé le fil, j'en embrassai la pointe, et je la tirai légèrement pour entraîner le fil à sa place. Ayant dégagé l'aiguille, je confiai à un aide les deux extrémités de fil que j'avais engagé au travers de la cornée. Je passai une autre anse de soie également cirée au-dessous des extrémités de la première, pour m'en servir de lien ; et tandis que l'aide tendait les deux extrémités du fil que je lui avais confié, je fis un nœud simple, et je le serrai assez étroitement pour que la partie de la cornée qui était traversée par le fil pût être comprise et étranglée dans la ligature. Je raffermis celle-ci par un second nœud, et je coupai les bouts des deux fils à la distance d'une demie-ligne, pour obvier à l'irritation que leur présence aurait pu occasioner sur le globe de l'œil.

L'opération occasiona une injection assez forte des vaisseaux de la conjonctive oculo-palpébrale ; par conséquent, j'obligeai le malade à garder le lit, je le mis à la diète et à l'usage d'une boisson laxative. Pour dissiper la congestion, je me contentai de faire, pendant un quart-d'heure, des lotions avec une petite compresse trempée dans l'eau froide, que je faisais changer toutes les trois ou quatre minutes, ayant soin aussi de renouveler les compresses de temps à autre. Après m'être assuré que l'effet produit par ces ablutions était satisfaisant, j'ordonnai aux parents de les continuer sans interruption, dans le courant de la journée. Le malade avait supporté courageusement l'opération, et il n'avait donné aucun signe d'une vive douleur au moment de la ligature.

Le soir, la réaction était presque nulle, la congestion de la conjonctive était moins manifeste, mais le malade se plaignait d'une douleur aiguë à l'endroit de la ligature. J'ordonnai une potion calmante, je fis suspendre les bains, et je recouvris l'œil avec une petite compresse trempée dans l'huile d'amandes douces, que j'assujetis au moyen d'une bande simple fixée en arrière. Le lendemain, la douleur était moins vive, et l'injection presque entièrement dissipée ; la nuit avait été assez calme, et le malade avait passé plusieurs heures dans le sommeil. Le troisième jour, il y eut une amélioration manifeste : le malade éprouvait seulement une sensation de tiraillement, produite par la ligature ; je suspendis la potion, mais je continuai l'usage externe de l'huile d'amandes douces. Le quatrième et le cinquième jour se passèrent dans un état de calme parfait ; petit-à-petit, le dégorgement de la conjonctive s'était opéré complètement.

Dans la nuit du septième jour, la petite tumeur de la cornée, mortifiée par la ligature, s'était séparée, et avait été entraînée avec les larmes. Je la trouvai du côté de l'angle interne collée à la compresse dont l'œil était recouvert. La chute de l'escare avait laissé une petite cicatrice circulaire, dont le diamètre était d'une ligne environ, entourée d'une petite auréole, en forme de nuage, de la largeur d'une demi-ligne, et qui n'empiétait point sur la pupille. L'aplatissement du centre de la tumeur staphylomateuse était visible ; le malade distinguait parfaitement les objets d'un volume médiocre à la distance de quinze pieds et plus loin ; il pouvait lire aussi à une distance ordinaire. Dans le but de favoriser l'absorption des humeurs épanchées autour de la cicatrice ; pour activer la circulation et donner une certaine tonicité au tissu cornéal, je prescrivis une décoction de quinquina où j'avais fait dissoudre trois grains de sulfate de cuivre, avec addition de vingt gouttes de laudanum de Sydenham. Le malade se servait de ce collyre trois fois par jour ; toutes les fois il en faisait couler quelques gouttes au grand angle de l'œil. Enfin, le vingt-troisième jour de l'opération, la guérison de l'œil droit était complète, le nuage était dissipé, et la cicatrice réduite à la moitié de son diamètre.

Le 27 du mois de juillet, je pratiquai sur l'œil gauche la même opération, et je donnai au malade les mêmes soins consécutifs. Comme aucun accident digne de considération ne vint compliquer ni l'opération ni ses suites, je me dispenserai d'en reproduire la description, je ferai observer seulement que l'escare était tombée dès le sixième jour. C'est ainsi que j'eus la satisfaction de voir le malade parfaitement guéri des deux yeux, après deux mois de cure. L'opération avait laissé à chaque œil une petite cicatrice, limitée à la partie externe de l'hémisphère supérieur, et qui ne mettait aucun obstacle à la vision.

Remarques. La ligature que je jette au-dessous du fil qui es t engagé au travers de la cornée, a pour but de produire une rétraction mécanique, qui tombe sur le centre de cette membrane, et de causer, par ce moyen, un aplanissement de la conicité staphylomateuse. Par l'action mécanique du lien, les vaisseaux de la conjonctive et du tissu cornéal sont étranglés ; toute circulation est interrompue, et une petite quantité de lymphe ou de sérum s'épanche entre les mailles de la conjonctive qui tapisse la cornée. Les feuillets du tissu cornéal présentent aussi une légère infiltration diffuse en forme d'auréole autour de la partie étranglée, s'évaporant sur la surface de la cornée. Cet espèce de nuage se dissipe insensiblement et finit par céder à l'action du collyre, dont il ne faut pas négliger de faire usage après la chute de l'escare. Il faut remarquer que la mortification du ti ssu cornéal produite par l'étranglement est équivalente à une perte de substance. Le plus important est que cette perte de substance, même considérable, n'entraîne pas à sa suite les inconvénients que nous avons relevés à propos de l'opération inventée par M. Facio. Lorsque l'escare tombe, la cicatrice est déjà formée ; par conséquent, l'évacuation de la chambre antérieure et ses suites sont impossibles. Une petite quantité d'humeur aqueuse s'échappe à travers les piqûres de la cornée au moment de l'opération ; l'issue de ce liquide est nécessaire pour que l'affaissement de la cornée puisse en rendre la ligature plus facile. Au surplus, la procidence de l'iris est impossible, et la force rétractile de la cicatrice tombe directement sur le centre de la tumeur.

' Le fil que je passe au travers de la cornée, sert à tenir en respect la ligature, qui glisserait sans cela, sur la surface de la partie qu'on doit étrangler au moment que l'on serre le nœud. Quant aux dangers que la présence des fils, entre la paupière supérieure et le globe de l'œil, pourrait occasioner, ils ne sont pas de nature à pouvoir atténuer la valeur de l'opération. En effet, l'expérience nous apprend tous les jours, qu'un grain de sable ou un autre corps étranger, comme une petite esquille de fer, de pierre, etc., peut rester quelque temps dans l'œil, sans produire une irritation bien intense. Cependant l'action de ces corps est bien plus irritante que celle qui est produite par la présence de quelques petits brins de soie presque imperceptibles. Nous finirons en faisant remarquer que, si d'un côté le lien doit être assez serré pour causer la mortification au plus tôt possible; d'autre part aussi, en serrant trop fortement la ligature, on s'exposerait à couper complétement les feuillets de la cornée, et alors, outre que le but de l'opération serait tout-à-fait manqué, on pourrait exposer le malade à des inconvénients d'une gravité sérieuse.

SÈVRES, IMPRIMERIE DE M. CERF, 144, RUE ROYALE.
Bureau, à Paris, rue de Lille, 17,

www.ingramcontent.com/pod-product-compliance
Ingram Content Group UK Ltd.
Pitfield, Milton Keynes, MK11 3LW, UK
UKHW021653090726
13657UKWH00004B/1947